DES
PANSEMENTS DES PLAIES

SOUS LE RAPPORT

DE LEUR FRÉQUENCE ET DE LEUR RARETÉ,

PAR

LE Dr A. BERTHERAND,

Chirurgien-major de première classe, professeur des hôpitaux militaires d'instruction, lauréat du Val-de-Grâce et des concours de chirurgie militaire, chevalier de la Légion d'Honneur, membre des Sociétés de médecine de Strasbourg et de Metz, etc.

(Mémoire couronné (médaille d'or) par le ministre de la guerre en 1849).

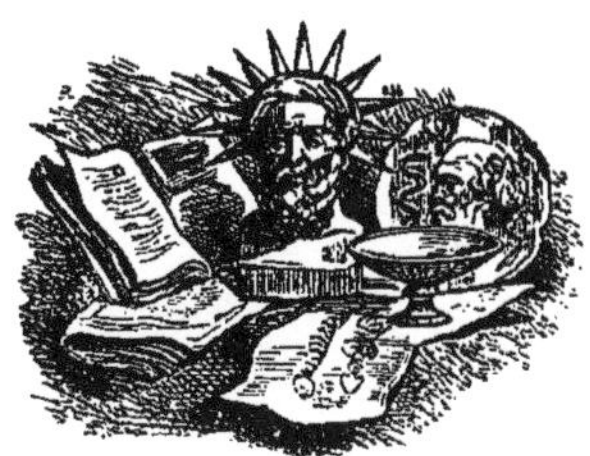

PARIS,

CHEZ J. B. BAILLIÈRE, RUE DE L'ÉCOLE-DE-MÉDECINE, 17.

STRASBOURG,

CHEZ DERIVAUX, LIBRAIRE, RUE DES HALLEBARDES, 24.

1851.

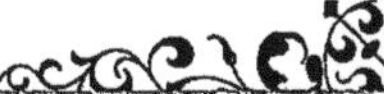

DES
PANSEMENTS DES PLAIES

SOUS LE RAPPORT

DE LEUR FRÉQUENCE ET DE LEUR RARETÉ,

PAR

LE Dr A. BERTHERAND,

Chirurgien-major de première classe, professeur des hôpitaux militaires d'instruction,
lauréat du Val-de-Grâce et des concours de chirurgie militaire, chevalier de la Légion
d'Honneur, membre des Sociétés de médecine de Strasbourg et de Metz, etc.

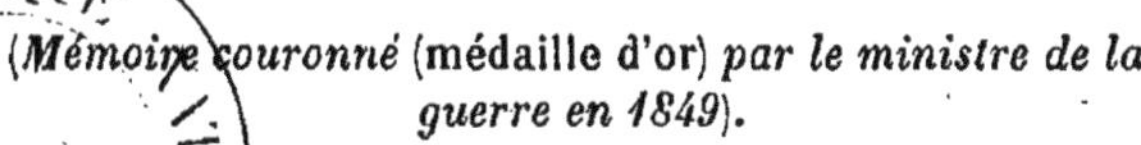

*(Mémoire couronné (médaille d'or) par le ministre de la
guerre en 1849).*

PARIS,

CHEZ J. B. BAILLIÈRE, RUE DE L'ÉCOLE-DE-MÉDECINE, 17.

STRASBOURG,

CHEZ DERIVAUX, LIBRAIRE, RUE DES HALLEBARDES, 24.

1851.

Du même auteur.

DE L'OBSERVATION MÉDICALE ET DE LA VALEUR DU POULS DANS
LE DIAGNOSTIC. Thèse inaugurale, 1837.
CLINIQUE DE L'HÔPITAL MILITAIRE D'INSTRUCTION DE LILLE.
Gazette des hôpitaux. 1838.
DE LA COMPRESSION EN CHIRURGIE. *Journal des conn. méd.
chir.* 1839.
TOPOGRAPHIE DE BLIDAH (ALGÉRIE). *Mém. de méd. milit.* 1842.
CANCER DES TISSUS RÉTRO-OCULAIRES. *Ibid.* 1843.
RÉTRÉCISSEMENT INTESTINAL. Paris 1845, in-8º.
DE LA SUTURE DANS LES PLAIES DU COL. Paris 1846, in-8º.
DES ABCÈS PÉRIPROSTATIQUES. *Gaz. méd. de Paris.* 1851.

Sous presse :

DES MALADIES VÉNÉRIENNES, DE LEUR DOCTRINE ET DE LEUR
TRAITEMENT.
DES ADÉNITES NON SYPHILITIQUES ET SPÉCIALEMENT DE CELLES
DU COL.

STRASBOURG, IMPRIMERIE DE G. SILBERMANN.

A

MESSIEURS LES INSPECTEURS

DU

CONSEIL DE SANTÉ DES ARMÉES.

Hommage de respectueux dévouement.

A. BERTHERAND.

DES
PANSEMENTS DES PLAIES

SOUS LE RAPPORT

DE LEUR FRÉQUENCE ET DE LEUR RARETÉ.

INTRODUCTION.

Ce n'est pas seulement aux opérations pratiquées habilement et à propos que la chirurgie doit demander d'efficaces ressources. La conduite judicieuse des pansements lui en offre de non moins essentielles. Toujours leur emploi méthodique seconde les efforts de la nature, comme aussi, appliqués irrégulièrement, trop souvent ou trop rarement renouvelés, ils compromettent le succès des soins les mieux entendus.

Pénétrée de l'importance de ces considérations, l'Académie de chirurgie, en 1754, leur emprunta le texte de son sujet annuel de concours. Deux mémoires, l'un de Lecat, l'autre anonyme, méritèrent le suffrage de l'illustre assemblée.

En reprenant aujourd'hui la question, nous ne nous dissimulons pas les exigences et la responsabilité qu'apporte à notre tâche le souvenir de savants devanciers. Loin de nous la prétention de faire oublier de glorieux travaux! Un rôle modeste, mais utile encore, nous a tenté.

Depuis un siècle, les progrès de l'observation clinique, l'expérience des grands hôpitaux et des champs de bataille, ont fourni de nombreux éléments à la solution du problème. Les conquêtes de l'anatomie de structure, l'usage plus répandu du microscope, ont élucidé l'histoire mystérieuse de la réparation des tissus. Faire entrer ces nouvelles données dans l'appréciation du sujet, enrichir, développer son domaine, bien plutôt que réédifier l'œuvre, telle est la fin que nous nous sommes proposée. Puissions-nous y être parvenu !

Hormis certains cas spéciaux, dans lesquels on entretient, à dessein, l'orifice ou la surface dénudée d'un exutoire, le but qu'on poursuit dans les pansements est *la cicatrisation*.

1º Diminuer la douleur des solutions de continuité ;

2º Appliquer sur elles les substances favorables à la guérison ;

5º Soustraire les agents nuisibles ;

4º Assurer aux parties une situation propice ;

Toutes ces indications du traitement local des plaies convergent vers un même résultat : la réunion ou la réparation des tissus.

C'est dire assez que la connaissance du mécanisme de la consolidation doit nécessairement servir de point d'appui aux considérations que nous aurons à faire prévaloir dans ce travail.

En conséquence, dans une première partie, nous présenterons succinctement l'histoire de la cicatrisation ; une deuxième section comprendra : l'examen des pansements rares et rapprochés des plaies, l'exposé de leurs avantages et de leurs inconvénients. Nous terminerons par un résumé concis des indications qui en résultent.

PREMIÈRE PARTIE.

DE LA CICATRISATION.

§ 1er. *Historique*.

HIPPOCRATE, GALIEN, CELSE savaient peu de chose du mécanisme de la cicatrisation. Le premier[1] niait la régénération dans les cas de perte de substance; GALIEN[2] l'admettait presque pour les chairs, les graisses, les os et surtout les veines; A. PARÉ signala l'adhésion immédiate à la suite des ligatures. Il faut néanmoins atteindre le dix-huitième siècle pour trouver, après de longs débats et cinq ans de controverses, la question tranchée par l'Académie de chirurgie en faveur de FABRE et de la *non-régénération*[3]. La plupart des travaux modernes sur la consolidation dérivent de cette doctrine : est-ce à dire pour cela que sa rivale méritât une condamnation absolue?

L'anatomie comparée invoque à sa décharge des exemples avérés de membres entiers reproduits chez les salamandres et les écrevisses. Chez l'homme, dans les cicatrisations osseuses, l'élément du tissu divisé s'épanche dans la trame intermédiaire et reconstitue l'organe avec tous ses caractères anatomiques. M. SÉDILLOT[4] a établi que les nerfs présentaient au bout d'un certain temps, dans les moignons de membres amputés, des renflements volumineux fort remarquables, liés à la cicatrice, soulevant la peau, et se rattachant les uns aux autres par de

---

[1] Lib. VI, aph. 19.

[2] *Comment. d'*HIPPOCRATE.

[3] *Mémoires de* FABRE *et* LOUIS. *Acad. de chir.*, t. XI (édition in-8°).

[4] *Choix d'observations*.

véritables arcades anastomotiques. Les expériences curieuses de M. Descot [1] montrent la cicatrice qui succède à la section des cordons nerveux, devenue nerveuse elle-même, et pouvant transmettre la sensibilité et le mouvement. Delpech [2] excise un pouce du nerf cubital à l'occasion d'une névralgie de cet organe ; au bout de cinq ans, la continuité s'était rétablie et la maladie avait reparu. M. Sédillot [3] a expliqué le mécanisme de cette reproduction de tissu, déduit d'expériences faites en commun avec M. Bégin, au Val-de-Grâce, en 1829. Schwan [4] et Steinrueck [5] ont aussi constaté sur de nombreux sujets le retour de la faculté conductrice dans les cicatrices nerveuses. — Dans un autre ordre de phénomènes réparateurs, dira-t-on que c'est par affaissement et rapprochement de leurs bords, comme le voulaient Fabre et Louis, que se guérissent les pertes de substance du cuir chevelu, alors que la boîte osseuse du crâne, immédiatement sous-jacente, s'oppose à toute dépression des parties molles? Et les îlots de tissu cicatriciel, qui, du centre des grands ulcères, vont rejoindre les points marginaux de la plaie, ne sont-ils pas un témoignage de plus contre la décision trop absolue de l'Académie de chirurgie ?

Bichat [6] professait que le tissu cellulaire seul suffit à l'ecclosion des bourgeons charnus, ceux-ci, en se desséchant, forment, selon lui, la pellicule définitive de la cicatrice : cette matière organisable du nouveau tégument

---

[1] *Dissert. sur les affect. loc. des nerfs.* Paris 1825.
[2] Quesnoy, Thèses de Montpellier, 1834. *De la cicatrisation.*
[3] *Du pneumo-gastrique.* Thèse inaug., 1829.
[4] Cité par Müller.
[5] *De nerv. regenerat.* Berlin 1838.
[6] *Anat. gén.,* t. I, p. 120.

était du pus pour E. Home[1]. Hunter[2] restreignit aux réunions tardives (avec inflammation) l'intervention virtuelle des granulations. John Bell[3], Dupuytren[4] ont insisté sur les deux modes distincts de cicatrisation, *avec ou sans* inflammation. La dernière, d'après Delpech[5], donne toujours lieu à une pseudo-membrane pyogénique, sorte de matrice du tissu *inodulaire*, dont, le premier, il a bien étudié les propriétés remarquables, entre autres la rétractilité. Les noms de Breschet, Gueterboeck, Schroder, Vogel, Henle, Cruveilhier, Lébert appartiennent encore à l'histoire de la réparation des tissus.

§ 2. *Mécanisme de la cicatrisation.*

La guérison des plaies s'obtient par deux modes principaux :

A. La réunion immédiate ou par *première intention* (sans suppuration).

B. La réunion médiate ou secondaire (avec suppuration).

I. *Réunion immédiate.*

Rapprochez les lèvres d'une blessure légère, ou, si faire se peut, affrontez exactement les surfaces d'une plaie étendue mais régulière, bientôt, dès le second jour souvent, l'adhésion existe, une ligne blanchâtre marquera seule le siége et la dimension de la solution de continuité. Que s'est-il passé ?

---

[1] Voy. Béclard, *Anat. gén.*, p. 703.
[2] *Sur le sang*, t. II, p. 35.
[3] *Traité des plaies*, trad. Estor, p. 37.
[4] *Leçons orales.*
[5] *Mémorial.*

L'écoulement du sang arrêté , une exsudation séro-fibri-
neuse se concrète rapidement entre les tissus contigus
sous forme de fausse membrane jaunâtre, aréolaire, véritable matière agglutinative , suc radical , lymphe coa-
gulable des anciens , sang organisé de Hunter, et fibrine
pure d'après M. Lassaigne. Plus solide au bout de vingt-
quatre heures et cependant facile encore à détruire par
une traction modérée, cette couche se pénètre graduelle-
ment de sang, passe à l'état plus résistant de trame fibro-
celluleuse et acquiert finalement une résistance égale à
celle des parties circonvoisines.

Ce tissu est perméable au sang, Bichat l'a prouvé en
montrant que des lambeaux de cuir chevelu , circonscrits
de toutes parts dans une cicatrisation linéaire, conti-
nuaient de se nourrir. L'inosculation des vaisseaux divisés, considérée longtemps comme la seule voie qui pût
rétablir une circulation traumatiquement interrompue,
ne saurait plus être invoquée aujourd'hui comme moyen
exclusif. Comment l'admettre dans les autoplasties, alors
que, pour le nombre, le calibre , la situation des vaisseaux sanguins, il n'y a aucune parité entre les lèvres af-
frontées? et, à plus forte raison, dans les plaies cicatrisées
avec écartement notable des surfaces divisées?

Il se produit donc de nouveaux vaisseaux dans les sucs
interposés; Parry, Ebel, Manec l'ont mis hors de con-
testation. M. Cruveilhier dit, à tort, cette formation entièrement veineuse; E. Home [1] a constaté le développement, au deuxième jour, de plusieurs artérioles et vei-
nules au milieu du suc organique qui établissait l'adhé-
rence d'une anse intestinale réduite après une opération

---

[1] *Traité des ulcères.*

de hernie étranglée. M. Balfour mentionne une production pareille de communications nerveuses.

Selon que la coaptation a été plus ou moins parfaite, le tissu de conjonction est plus ou moins épais ; son peu d'apparence, en certains cas, a pu faire croire à son absorption complète ; ce serait même là, d'après Corvisart et Renaudin, le dernier mot de la véritable consolidation immédiate ; mais les preuves directes manquent à cette théorie, restée à l'état d'ingénieuse hypothèse.

L'adhésion est quelquefois partielle entre les points affrontés, d'espace en espace, d'une plaie simple sans perte de substance, mais à bords frangés, par exemple, après l'arrachement. Les auteurs en ont fait une *cicatrisation mixte*.

II. *Réunion médiate*.

Quand la plaie simple n'a pas été réunie,

Quand la coaptation de ses bords n'a pas produit l'adhésion,

Ou bien encore, lorsqu'une perte assez considérable de tissus existe,

La suppuration ne tarde pas à apparaître, et on observe ce qui suit :

Soit rétraction des vaisseaux, soit formation de caillots à leurs extrémités, le sang cesse de couler et fait place à un suintement plastique qui, si la lésion est peu profonde, se concrète en masse jaunâtre et forme *croûte*. Sous cette couche protectrice les parties congestionnées imprègnent de lymphe le tissu cellulaire et donnent lieu ainsi à une turgescence mamelonnée rougeâtre ; le pus coule et opère une série d'actes des plus curieux à bien connaître.

S'il est de bonne nature, blanc, inodore, crémeux, coiffant des granulations vermeilles et pas trop irritables, la plaie se dégorge assez vite ; ses bords s'affaissent, son étendue se restreint, une couche épidermique (tissu fibreux de DUPUYTREN, inodulaire de DELPECH) s'avance comme par extension du tégument marginal. Chaque jour voit apparaître une nouvelle zone concentrique, et ainsi de suite jusqu'à nivellement entier de la surface suppurante.

Un habile micrographe de nos jours, M. LEBERT [1], a publié, sur le rôle des bourgeons charnus dans le travail cicatriciel, des observations intéressantes que nous croyons devoir rappeler sommairement.

Enlevés, à l'aide de ciseaux, de la superficie des plaies, les bourgeons charnus récents ou en voie de suppuration sont formés d'un lacis vasculaire et d'une matière intervallaire. Les vaisseaux composés d'anses empruntées aux capillaires de la circulation générale, vont en s'irradiant ; leur diamètre moyen varie de 1/40 à 1/50 de millimètre. L'accroissement rapide de la substance des bourgeons et l'absence du travail constant et apparent de résorption, pendant leur développement, semblent assigner à ces nouveaux capillaires une nature artérielle.

Au milieu des granulations se dépose une substance jaunâtre, homogène et finement grenue à la loupe, décelant au microscope une sorte de stratification fibroïde, analogue à la fibrine coagulée. Partout, dans ce magma, on reconnaît des globules ronds ou irrégulièrement fusiformes de $0^{mm},04$, renfermant de deux à quatre petits noyaux, plus visibles encore si on y ajoute de l'acide acé-

---

[1] *Obs. clin. sur les plaies d'armes à feu et les autres blessures. Arch. de méd.*, 4ᵉ série, t. VII.

tique; ce sont de véritables globules de pus déformés et allongés en voie de diffluence; bref, cette matière intervasculaire est un pyo-blastème organisé, se transformant en gélatine fibro-albumineuse coagulée et emprisonnant des globules de pus dont la dissolution s'empare incessamment.

Lorsque les bourgeons charnus se pressent à la surface et tendent à la cicatrisation, le nombre des arcs vasculaires diminue de même que celui des globules de pus, qui, deviendront bientôt méconnaissables par leur désagrégation en granules moléculaires. La gélatine coagulée pâlit à son tour, et de véritables fibres fines, à contours nets, à calibre inégal, de $0^{mm},0025$ à $0^{mm},0005$, se substituent à la masse principale.

Au moment de la cicatrisation les bourgeons charnus sont égaux et luisants, le microscope y reconnaît un tissu fin, peu vasculaire, presque dépourvu de globules de pus; puis, la plaie se charge de pellicules de moins en moins rouges, toutes composées de cellules épidermiques aux divers degrés de leur évolution. A cette superficie, les dimensions des globules augmentent au détriment de leur épaisseur, le noyau disparaît; ils revêtent ainsi de plus en plus l'aspect pelliculaire.

En résumé, dans toute élaboration cicatricielle :

1° Il naît de nouveaux réseaux capillaires procédant des vaisseaux les plus voisins ;

2° Il transsude un liquide qui se sépare, partie en pus sérum et globules, partie en coagulum fibreux intermédiaire aux anses ;

3° Les vaisseaux disparaissent peu à peu, d'où résultent : l'apparence fibreuse, et l'atrophie consécutive habituelle du tissu inodulaire.

Ainsi s'expliquent parfaitement, non-seulement la rétraction ultérieure des cicatrices étendues et les difformités qui s'y rattachent, mais encore, par suite de l'oblitération graduelle des vaisseaux, la difficulté qu'éprouve un tissu mal nourri à se réparer, quand l'ulcération s'y est établie.

D'une manière générale, la consolidation immédiate aboutit à une cicatrice linéaire; la réunion secondaire, à une cicatrice large. Ces différences tranchées, quant aux dimensions du produit interposé, sont loin de distinguer aussi absolument les phénomènes de formation. Dans les deux cas, en effet, c'est toujours de la part de la nature l'organisation d'une fausse membrane à la surface de la plaie. Ici, comprise entre les bords rapprochés de la division (première intention), elle reçoit la vie par ses deux faces et subit promptement la transformation fibro-celluleuse. Là, la fausse membrane, déposée en largeur et en couche tenue sur la partie dénudée (deuxième intention), soumise au contact des corps extérieurs et exposée aux mouvements du dehors, se constitue plus difficilement; le sang y afflue, des exsudations successives se forment, qui compliquent et retardent la métamorphose.

Dans la réunion primitive, le tissu conjonctif n'est tégumentaire que par un bord mince, et le travail réparateur n'a qu'une étroite lacune épidermique à combler.

Dans la réunion secondaire, les points de contact de la membrane cicatricielle avec l'économie sont, au contraire, relativement plus restreints, puisqu'elle n'y est soudée que par ses bords et par un côté seulement de sa surface, le second devant être entièrement tégumentaire.

Grâce à la propriété rétractile si énergique, dont nous avons tout à l'heure indiqué la cause organique, on a pu voir des bandes de tissu cicatriciel se contracter assez fortement pour, au bout d'un certain temps, simuler à s'y méprendre, une réunion primitive et linéaire.

§ 5. *Des conditions qui modifient la marche de la cicatrisation.*

Les circonstances susceptibles de favoriser ou de retarder le travail cicatriciel sont nombreuses ; elles fournissent de précieuses indications à la pathologie, à l'hygiène, à la thérapeutique générale des plaies, et surtout à *la conduite des pansements.* Pour rester dans les limites de mon sujet, je ne les examinerai que sous ce dernier point de vue.

I. *Rapprochement et contact immobile des parties divisées.*

La cicatrisation étant un acte complexe de l'organisme, et l'adhésion devant résulter de transformations successives dont les phases intermédiaires veulent être rigoureusement accomplies, il ne suffit pas du contact, une fois réglé, des bords d'une plaie, pour que réunion s'ensuive ; il faut encore un rapport assez intime, et surtout assez longtemps continué, pour que l'élaboration cicatricielle puisse arriver à terme. Autrement les sucs épanchés ne se condensent pas ; l'inflammation s'exalte, et, quand on ne parvient pas à la maîtriser promptement, la suppuration se développe avec tout son cortége, érythème, fusées, abcès, fonte ulcéreuse des parties limitrophes, etc.

L'observation quotidienne nous montre l'influence heureuse du repos dans les petites plaies auxquelles nous exposent certains usages de la vie, tel que, par exemple, le besoin de nous raser le visage. Si la section toujours également nette de l'instrument porte sur une région de la face que ne tiraillent pas trop les mouvements de la respiration , de la voix et de la mastication , il suffit ordinairement d'étancher le sang pour que la solution, abandonnée à elle-même , guérisse rapidement. Située, au contraire, sur un point mobile des joues ou du menton , au voisinage des lèvres , elle s'irrite, saigne par suite de déchirements incessants , et parfois ne se réunit que très-tardivement.

Ce que nous venons de dire , pour les cas où la réunion immédiate est indiquée, n'a pas moins d'importance dans ceux où l'étendue de la perte de substance réclame un large travail de réparation. On a vu tout à l'heure que la consolidation procède généralement alors de la circonférence vers le centre ; les bords de la plaie représentent, qu'on me passe l'expression , la base de sustentation des couches ultérieures de tissu à intervenir. Or , le moyen que des granulations vasculaires , déliées et si fragiles, puissent s'organiser et se compléter, quand des tractions, des secousses , des déplacements exercés sur elles et autour d'elles , viendront troubler le coagulum , déchirer, aussitôt l'ecclosion , le réseau capillaire dont il est la matrice , et intercepter les communications qui le rattachent à la circulation nourricière ambiante ?

II. *Inflammation adhésive.*

Proclamer avec Hunter[1] l'inflammation adhésive comme une des conditions générales de la consolidation des plaies, c'est, aux yeux de plus d'un pathologiste, trancher une question encore controversable.

---

[1] *OEuvres complètes,* t. I, chap. XIII, trad. Richelot.

L'état inflammatoire doit-il de toute nécessité intervenir? Oui ! répond la majorité : « Une phlogose légère
s'empare toujours des surfaces saignantes,» dit Riche-
rand [1]. « Mises en contact, les parties divisées s'en-
« flamment, » expose M. Bégin [2]. D'après M. Sédillot,
« un certain degré d'inflammation est indispensable à
« la réunion immédiate [3]... c'est même le premier temps
« de la cicatrisation secondaire [4]... » Je pourrais multiplier les citations.

En opposition contre ces sentiments, voici d'abord John
Bell [5] : « C'est à tort, écrit-il, que l'on a confondu, avec
« un état pathologique, un travail médicateur des plus
« salutaires. Une division récente se consolide en vertu
« d'une propriété absolument semblable à celle qui, dans
« l'état normal, préside à la nutrition et à l'accroissement
« des parties ; il n'y a là ni phlegmasie, ni douleur... l'or-
« gane est dans un état d'intégrité parfaite. L'adhésion
« *prévient* l'inflammation. »

Delpech [6] a développé le même thème, et s'est évertué
à établir une sorte d'antagonisme entre l'adhésion et l'inflammation, s'appuyant spécieusement sur ce que l'adhésion était plus prompte et plus parfaite là où l'inflammation ne se manifestait pas ; plus lente et moins complète, au contraire, quand la phlogose se déclarait.

M. Lafosse [7], arguant à faux, ce nous semble, d'une
observation de Dupuytren, nie l'inflammation, jusque

---

[1] *Nos. chirurg.*, t. I, p. 23.
[2] *Méd. op.*, t. I, p. 122.
[3] et [4] Thèse pour l'agrégation, p. 13 et 24.
[5] *Traité des plaies*, trad. Estor, p. 37 et 38.
[6] *Chir. clinique*, et *Mémorial*.
[7] Thèse de concours (Montpellier).

dans les phénomènes de la réunion secondaire. M. Quesnoy [1], qui a reproduit cette assertion, prétend que les caractères physiognomoniques de l'inflammation manquent à
la période adhésive, puisque « la plupart du temps, il
« n'y a pas ou presque pas de douleur ; la chaleur est
« fort peu augmentée, et la suppuration nulle. Il y a
« bien fluxion, » mais à titre mécanique seulement.

Cette interprétation inexacte est, croyons-nous, facile à réfuter. Prenons pour exemple les plaies les plus
simples et les plus promptes à se réunir, je suppose les
coupures superficielles de la peau des mains, celles de la
face déjà invoquées : ne s'accompagnent-elles pas toujours d'une sensation plus ou moins prononcée de *cuisson?*
Une *rougeur,* si peu marqué que ce soit, ne borde-t-elle
pas constamment leurs lèvres ? Ces dernières ne pré-
sentent-elles pas habituellement au toucher une sorte de
saillie ou de *turgescence ?*

1° Cuisson ou douleur,

2° Rougeur,

5° Tuméfaction ou turgescence,

Voilà bien déjà trois des signes cardinaux de la phlogose : « Je ne reconnais pas, objecterez-vous, de suppuration ? » au dehors ; non ! peut-être ; mais le pus est-il
plus visible dans l'érythème, au premier degré de l'éry-
sipèle ? et nierez-vous donc aussi que ce soient des accidents de nature inflammatoire ? Ce coagulum, séreux au
début, plus tard opaque et condensé, ne remplit-il pas
la place et le rôle de sécrétion pyogénique, avec la
seule différence, que l'épanchement s'organise et se fixe
cette fois entre les tissus, au lieu de leur échapper et de

---

[1] Thèse inaugurale (Montpellier 1844).

se faire rejeter par eux à l'état de matière purulente dû-
ment homogénéisée?

Oui, il y a inflammation adhésive, mais à des degrés
très-variables. Selon l'idiosyncrasie, le tempérament, la
gravité de la lésion et mille circonstances que nous n'a-
vons pas à examiner quant à présent, les plaies s'en accommodent diversement. Une très-petite quantité peut leur
suffire, et c'est alors qu'on s'est cru fondé à la nier, sous
prétexte que ses signes locaux manquaient de relief, et
aussi parce que, dans ses nuances modérées, elle ne détermine pas de retentissement sensible dans l'économie.

L'inflammation adhésive peut pêcher : par insuffisance
ou par excès. Dans le premier cas, tout ce qui ajou-
tera à l'excitation de la plaie, convient, bien entendu,
dans de justes limites ; l'irritation mécanique des appareils renouvelés y trouve une indication naturelle. Dans
le second cas, non-seulement la consolidation s'arrête,
mais il y a fonte de la cicatrice commencée. Cette coïnci-
dence a pu paraître à M. LAFOSSE une raison plausible de
conclure à l'incompatibilité de la phlogose avec l'adhésion. Le point faible de l'induction est trop évident pour
m'arrêter davantage. Ce qu'il importe de constater, c'est
la nécessité pour le chirurgien de maintenir l'inflammation dans la mesure convenable ; et il disposera, à cette
fin, d'un excellent modérateur dans l'intervalle à assigner
aux pansements.

III. *Suppuration.*

La sécrétion purulente proprement dite n'est pas, nous
l'avons vu, une des phases obligées de la réunion immédiate. Il y a donc, quand on poursuit cette consolidation,

intérêt à se tenir en garde contre toutes causes provocatrices de suppuration.

Ces causes, en tant qu'externes, résultent principalement : 1° de l'action de l'air ; 2° des mouvements qu'entraîne une levée d'appareil ; 3° de la substitution de pièces nouvelles à celles au contact desquelles la partie était habituée.

Autre chose est de la consolidation secondaire à laquelle le travail pyogénique prend forcément une grande part ; quelques corollaires découlent de cette considération.

« Le pus engendre le pus, » dit un adage vulgaire ; et il est tellement vrai qu'une plaie large doit suppurer pour s'oblitérer, que si, par suite de prédisposition générale contraire ou de soins mal combinés, le pus disparaît, la surface revêt une mauvaise apparence, tantôt sèche, tantôt pultacée ; ses bords saignent ; les points déjà cicatrisés se mortifient, et la perte de substance grandit au lieu de se rétrécir. Il convient donc de régler la suppuration, loin de se préoccuper du soin de la faire disparaître.

Mais s'il est indispensable que de nouvelles quantités de pus se reproduisent pour subvenir au développement successif des bourgeons charnus, il n'est pas moins urgent que l'attention du chirurgien le prémunisse contre les dangers d'une suppuration surabondante. Ainsi, qu'après des stimulations intempestives dans le choix et le renouvellement des topiques, ou bien pour toute autre cause, la sécrétion vienne à prédominer, les bourgeons, qu'elle obstrue et qu'elle entretient dans une sorte de macération continuelle, ne se contractent pas ; ils se montrent turgides et diffluents. Le trop plein qui déborde la plaie enflamme, irrite, ulcère son pourtour et l'agrandit, en détruisant ses irradiations vasculaires dans la trame cicatricielle.

IV. *Influence des agents extérieurs et principalement de l'air.*

Aux mouvements inévitables dans tout déplacement d'appareil, il faut ajouter, comme causes d'irritation des plaies qui se réparent : l'impression des liquides, ordinairement l'eau, qu'on emploie pour absterger, et les frottements de l'éponge ou du corps poreux appliqué à l'étanchement du pus ; mentionnons encore les tractions souvent nécessaires pour détacher des substances adhérentes ; et, par dessus tout, l'action de l'air contre laquelle le pansement protégeait la cicatrisation, action que des conditions diverses, température, électricité, humidité, miasmes, mélange de particules solides, etc., peuvent modifier à l'infini.

La manière dont procède la nature, lorsque, dans la plupart des plaies qui suppurent, nous la voyons travailler à la guérison sous des concrétions protectrices communément appelées *croûtes,* semble mesurer l'importance qu'elle attache à soustraire son œuvre aux influences que je viens d'énumérer. Plusieurs pathologistes, M. SÉDILLOT[1], entre autres, ont signalé la rapidité avec laquelle s'effectuait la cicatrisation des plaies, après la chute des escharres qui les avaient produites, puis recouvertes, pendant un certain laps de temps. Il y a là évidemment un sérieux enseignement en faveur des pansements rares.

L'action de l'air a vivement préoccupé les auteurs, surtout depuis MAGATI[2], et en dépit de l'opposition de SEN-

---

[1] *De l'infection purulente,* broch. in-8°. 1843.
[2] *De rard med. vuln.* (præf. et lib. 1).

NERT [1]. Tous, à peu près, le considèrent comme cause énergique d'inflammation, mais sans préciser exactement de quelle façon il intervient. Les modernes ont apporté d'ingénieux aperçus et d'intéressantes observations dans ce débat. LARREY [2] a fait connaître les remarquables succès de sa pratique sous la température haute et constante du beau ciel de l'Égypte. M. GUYOT [3] préconise un appareil destiné à maintenir autour des plaies une atmosphère chaude et égale, facile à élever ou à abaisser, selon les indications et les dispositions idiosyncrasiques ou incidentes.

A priori on peut déduire déjà de ce qui précède que le contact intermittent de l'air nuit aux surfaces dénudées par l'inégalité de température qu'il leur communique; les réactions chimiques qui s'accomplissent entre lui et la sécrétion purulente, quoique mal définies encore et très-controversées, n'en sont pas moins curieuses à enregistrer. D'après M. DARCET, l'air sépare le pus en deux parties : l'une grumeleuse, formée de globules agglomérées, l'autre bientôt sanieuse et infecte. Appliquant ce résultat à la doctrine de la pyoèmie, il en tire une double conséquence : 1° Les grumeaux, trop volumineux pour traverser les capillaires, agissent comme corps étrangers, à l'instar du mercure injecté dans les expériences de M. CRUVEILHIER [4]; ils deviennent centres des abcès multiples. 2° La sanie putride détermine plus spé-

---

[1] T. III, lib. V, cap. IX.

[2] *Mém. camp. d'Égypte. Chap. de l'infl. salut. du climat sur les plaies.*

[3] *De l'emploi de la chaleur dans le trait. des ulcères, plaies,* etc. 1842.

[4] *Recherches sur les abcès multiples,* etc. 1845.

cialement les symptômes d'adynamie et de décomposition. M. Conté[1] regarde le contact de l'air joint à une certaine température, comme l'agent le plus actif de l'altération du pus. Cette altération serait suivie, au dire de M. Bonnet[2], de dégagement et d'absorption de gaz hydrogène sulfuré ; il y aurait production d'acide prussique, d'après MM. Dumas et Persoz[3].

Chose certaine, c'est que des collections d'un litre et au delà persistent quelquefois plusieurs mois, sans s'altérer, dans les cavités closes des abcès ou des articulations dégénérées, tandis que le pus, sécrété même en petite quantité à la surface des plaies fistuleuses, ne tarde pas, si on l'y laisse séjourner, à contracter de mauvais caractères. On connaît les effets du *croupissement du pus*, et ses connexions avec cette terrible complication d'un grand nombre de lésions chirurgicales, *l'infection purulente*.

Ajoutons, pour clore ces remarques, que l'influence de l'air est subordonnée essentiellement aux qualités comme aux viciations locales qu'il peut acquérir. Ainsi l'humidité, la ventilation, l'orientation différentes des divers corps de logis d'un même hôpital, expliquent les résultats identiques obtenus par des traitements opposés, et les infidélités apparentes qui déconsidèrent de prime abord les méthodes les plus rationnelles.

V. *Causes internes.*

L'état général d'un individu blessé ou atteint d'une plaie, la pléthore, la faiblesse, l'irritabilité, l'exaltation,

---

[1] Cité par MM. Velpeau, Sédillot, etc.
[2] et [3] *Annales de la chir. franç. et étrang.*, février 1843.

la prostration morale , etc. , doivent être pris en grande considération dans la conduite des pansements.

L'excès de sang aggravera d'autant mieux la période inflammatoire des phénomènes réparateurs qu'on y adjoindra la stimulation inséparable d'un renouvellement d'appareil. Chez les personnes débiles, le maniement des plaies est toujours une occasion de fatigues et souvent la cause unique des mouvements fébriles consécutifs.

Si la lésion est grave , la vue d'une grande perte de substance , d'une partie mutilée pourrait impressionner fatalement le malade , et j'ai recueilli aux hôpitaux d'Afrique , en 1840, un exemple bien funeste de cette influence chez un officier amputé du poignet. Il allait parfaitement bien et son moignon s'était presqu'entièrement cicatrisé sous le premier appareil , quand un mouvement inconsidéré de curiosité le porta à demander qu'on le dépansât. L'aspect inattendu d'une mutilation dont il ne s'était pas fait une juste idée le frappa tellement qu'il eut une syncope. Le soir, la fièvre s'alluma , et, quelques jours après, il mourait dans le délire.

La débilité des malades ne commande pas , toutefois, aussi absolument qu'on pourrait le supposer, la rareté des pansements. La règle est passible d'exception , et il y a lieu d'agir en sens inverse si une fébricitation continue laisse craindre un commencement de résorption. M. BAUDENS[1], à propos d'une désarticulation de la hanche qu'il a heureusement menée à bonne fin, formule ainsi cette indication : « Je ne triomphai des accidents qui survinrent « que plus tard sous l'influence des pansements renouve- « lés chaque jour ; il est démontré, pour moi, que si les

---

[1] *Clinique des plaies d'armes à feu*, p. 520.

« pansements rares sont fort avantageux chez des hommes
« jeunes et vigoureux, il n'en est plus de même quand
« on a affaire à des malades épuisés, et dont les plaies
« suppurent abondamment; alors l'absorption est très-
« active, et le pus qu'elle apporte aux fluides, pour en ré-
« parer les pertes, est une source d'infection souvent fa-
« tale. »

De toutes les causes internes qui réclament des pansements fréquents, la plus impérieuse, sans contredit, est
la pyoèmie. Nulle, en effet, plus qu'elle, n'agit sur la
marche de la cicatrisation, dont elle dénature ou para-
lyse complétement les phénomènes. Aussitôt son appari-
tion, on voit la surface des plaies devenir sèche, blafarde
ou violacée; un détritus pultacé remplace la suppuration, ou bien c'est un liquide ichoreux qui suinte lentement à sa place. Tous les moyens d'excitation externes,
air, frottements, topiques divers, peuvent contribuer
au rappel d'une sécrétivité normale malheureusement
suspendue ou détournée, et révulser fructueusement, de
dedans au dehors, l'inflammation qui menace les gros
viscères; cela est si vrai qu'on a conseillé, pour pousser
aussi loin que possible la stimulation de ces pansements
locaux, l'emploi des acides, des vésicatoires et jusqu'au
fer rouge lui-même.

DEUXIÈME PARTIE.

DES PANSEMENTS RARES ET DES PANSEMENTS RAPPROCHÉS DANS LES DIFFÉRENTES ESPÈCES DE PLAIES.

Ainsi que l'a fait sainement observer Lecat, les mots
fréquence et *rareté*, appliqués aux pansements, ne pré-

senteut que des idées de comparaison vague et sur lesquelles il importe d'abord d'être fixé.

Pour les lésions des parties molles, un pansement renouvelé chaque jour le matin, comme cela est de règle dans nos hôpitaux, le soir aussi, partiellement, sinon en totalité, constitue un pansement *fréquent*. Il devient déjà *rare* si on le laisse en place deux ou trois jours.

Cette mesure ne saurait cependant convenir à tous les genres de plaies; par exemple pour celles du tissu osseux, dans les fractures, un pansement changé tous les quatre ou cinq jours est un pansement fort rapproché, si on compare cet intervalle aux cinq ou six semaines de repos d'un appareil *inamovible*.

Prises à la lettre, les doctrines antagonistes des pansements éloignés et des pansements fréquents ne seraient elles-mêmes susceptibles d'être jugées comparativement comme méthodes générales, qu'autant que leur mode d'action particulière rencontrerait toujours des réactions identiques. Or, combien d'indépendance et d'individualité les plaies n'affectent-elles pas sous ce rapport! N'est-ce pas pour avoir méconnu cet élément essentiel de la question, que les partisans de chaque méthode ont pu, dans la sphère inductive d'une généralisation trop abstraite, poser et soutenir des dogmes que, des deux côtés, la pratique, avec des résultats parallèles, validait ou infirmait tour à tour?

Convaincu de l'inanité de ce genre d'appréciation, nous n'avons pas voulu reprendre la discussion absolue des avantages et des inconvénients des pansements rares et fréquents, en général; il nous a semblé préférable d'étudier, dans les différentes catégories des lésions, l'influence du mode de panser sur la marche des phénomènes de réparation qui leur appartiennent.

CHAPITRE PREMIER.

PLAIES SIMPLES.

Les plaies simples se distinguent ordinairement par la facilité et la promptitude de leur guérison ; aussi est-il de règle de chercher à les réunir par première intention et en évitant la suppuration.

Comme il n'y a pas à les débarrasser de produits sécrétés surabondants et nuisibles, ni à appliquer sur leur trajet de topiques médicamenteux, c'est le cas ou jamais de favoriser l'agglutination : 1° par le repos, 2° par la soustraction au contact de l'air et des autres causes d'irritation.

A moins de douleurs indiquant l'usage de cataplasmes ou fomentations qui demandent à être périodiquement renouvelées, les pansements doivent être aussi éloignés que possible. Il faut, d'un autre côté, tenir compte de la profondeur de la solution de continuité.

S'il y a une grande épaisseur de tissus divisés, la réunion peut n'être que superficielle et n'avoir soudé que les téguments. Le pus s'amasse au-dessous, fuse et forme abcès. La rareté des pansements ne saurait donc s'entendre de l'abandon des plaies à elles-mêmes, une fois le premier appareil posé ; une surveillance intelligente continuera de s'exercer sur lui ; en écartant partiellement et avec précaution les pièces qui le composent, on acquerra la sécurité désirable, et on conservera au pansement les avantages de l'immobilité.

Rarement l'état général du sujet demeure complétement indifférent aux oscillations qui surviennent dans la marche de la cicatrisation ; aussi ses manifestations sont-elles très-utiles à consulter, mais elles ne sauraient suffire.

Si la réunion a été maintenue par des bandelettes, leur souillure, au contact du pus ou de toute autre exsudation, n'implique pas l'obligation de les enlever pour les remplacer. L'abstersion suffit habituellement ; somme toute, faudrait-il les ôter, on en détacherait le moins possible. « Il est des plaies, dit M. Bégin[1], qui pourraient « guérir en quelques jours si elles étaient laissées à elles-« mêmes sous l'appareil qui les couvre, et qui sont entre-« tenues pendant des mois entiers, par cela seul qu'on les « tourmente chaque matin sans nécessité et pour se con-« former à l'usage. »

Le prétexte le plus généralement invoqué pour justifier ce dérangement périodique des appareils est le besoin de nettoyer, d'absterger les surfaces dénudées. Mais, dans une plaie simple et marchant d'habitude régulièrement vers sa consolidation, que croit-on avoir à absterger?

Ce pus homogène, liant, concrescible, fibrineux, n'est-il pas, comme disait Quesnay[2], « le plus puissant des digestifs,» le *sanguis probus* de Magati[3], le sang *pur et syncère* d'A. Paré, la matière la plus apte, en un mot, à produire la cicatrisation?

« J'ai souvent, rapporte M. Réveillé-Parise[4], observé « deux plaies dans les mêmes circonstances, l'une pansée « tous les jours, l'autre seulement tous les quatre, cinq « ou six jours ; la différence dans le progrès de la cica-« trisation m'a paru frappante et toujours à l'avantage de

---

[1] *Nouveaux élém. de chirurg.*, t. I, p. 25.
[2] *Traité de la suppuration*, p. 239.
[3] *Op. cit.*, part. 1, chap. XXXIV.
[4] *Nouvelle méthode de pansement des plaies*, etc. (*Mém. de l'Acad. de méd.*).

« ce dernier cas, malgré le mode défectueux des panse-
« ments.... »

CHAPITRE SECOND.

PLAIES COMPLIQUÉES. — PLAIES QUI SUPPURENT.

Les complications qui font nécessairement suppurer
une plaie sont très-nombreuses. Nous allons passer en
revue les principales.

I. *Pertes de substance des téguments.*

La perte de tissu peut être assez peu étendue pour ne
pas contre-indiquer la réunion immédiate et les pansements
rares; on court risque toutefois de n'obtenir alors qu'une
cicatrisation *mixte*, et il faut diriger la suppuration en
vue des influences que nous lui avons attribuées plus haut.

Plus vaste, les pansements éloignés lui conviennent
encore pour tempérer le travail pyogénique, contenir les
bourgeons et hâter la guérison. On peut citer comme
exemple la cicatrisation rapide des brûlures, sous une
application de coton qu'on abandonne à leur surface sans
y toucher. Les préceptes de LARREY[1], MURAT[2], MAYOR[3], la
pratique de MM. CHATELAIN[4], BAUDENS[5], etc., témoignent
en faveur de la méthode.

La disposition de la plaie modifie l'application de la
règle.

Appartient-elle à une région du corps défavorablement

---

[1] *Arch. gén.*, juin 1830.
[2] *Dict. de méd.*
[3] *Journ. des conn. méd.-chir.* 1833.
[4] *Mém. de chir. milit.*, t. XXXIX.
[5] *Mém. de chir. milit.*, t. XLV. *Cliniq. de l'hôp. de Lille*,
par A. BERTHERAND.

inclinée pour l'écoulement des humidités? ou bien sa configuration présente-t-elle des anfractuosités, des culs-desac, des décollements propres à retenir les fluides exhalés ? On pansera plus souvent pour conjurer de nouveaux décollements et soustraire les liquides aux chances d'altération. Rien n'est d'ailleurs cette fois encore absolu ; dans les plaies profondément sinueuses, les appareils comprimants et permanents (bandages expulsifs) concourent puissamment à la réunion, sous la condition expresse, toutefois, qu'une issue aura été ménagée au pus. Nous avons fait connaître, en 1859 [1], des exemples remarquables du parti qu'on peut tirer de ce mode de pansement.

Après la profondeur et la conformation, la nature des tissus intéressés mérite considération. Les uns se prêtent mieux à la coaptation, l'air est plus nuisible à ceux-là, etc.

II. *Plaies des muscles et des tendons.*

La contractilité musculaire s'oppose au rapprochement, et, dans les réunions les plus heureuses, il y a toujours interposition d'une couche assez épaisse de tissu inodulaire ; les mouvements imprimés aux parties ne sauraient qu'augmenter l'intervalle de la solution. La rareté des pansements est donc préférable, pourvu qu'elle ne détermine pas l'inclusion immodérée du pus.

Les extrémités tendineuses divisées s'exfolient promptement; l'impression de l'air leur est contraire, si bien que l'on a pu expliquer, par l'absence de communication avec l'extérieur, les succès de la ténotomie dans les sections sous-cutanées [2]. On maintient dans des appareils

---

[1] *Journ. des conn. méd.-chir.*, août 1839.
[2] Sédillot, *Innocuité de la ténotomie.* 1843.

inamovibles les pieds-bots opérés ; on joint par des su-
tures les tendons rompus ou sectionnés ; c'est que le repos est indispensable à une régénération qui procède très-
lentement, et qu'il faut une grande solidité à une cicatrice
qui aura plus tard de grands efforts à supporter. Éloigner
les pansements est le corollaire qui se déduit de ces observations.

III. *Plaies des cavités.*

Nous ne nous arrêterons pas longtemps aux accidents
si connus de l'introduction de l'air dans les lésions du
crâne, du thorax, des cavités articulaires. M. Gama[1] s'en
est prévalu contre l'abus du trépan. Au thorax l'emphy-
sème peut en être la suite ; d'ailleurs l'épanchement est
une complication presque constante, et, pour obstruer
les lumières qui l'alimentent, il est de précepte de retenir le liquide autant que faire se peut. Tel est le danger
de la pénétration de l'air dans les jointures, que, dans
les cas où il faut les ouvrir pour en extraire des corps
étrangers ou y pousser des injections, les moyens de précaution se multiplient. On détruit le parallélisme de l'ou-
verture cutanée avec le point où le sac synovial sera
perforé ; on opère avec des lames étroites ou des trocarts
déliés qu'on introduit obliquement, etc. S'il y a du liquide à extraire, on entoure au préalable la jointure de
jets de bande assez serrés pour que, revenant sur eux-
mêmes à mesure que la poche se videra, ils réappliquent
immédiatement les parties molles sur les os et ne permettent pas au vide de s'établir... Les pansements rares
conviennent donc encore ici. Exceptons, toutefois, l'abdo-
men, des cavités closes dont il importe tant de fermer

---

[1] *Traité des plaies de tête.*

les orifices et d'assurer le repos[1]. Beaucoup d'épanchements abdominaux ne sont pas de nature à être absorbés; par exemple si le tube digestif est lésé. Il serait grave d'emprisonner les matières répandues dans le péritoine ; et la formation d'un anus contre nature , souvent dernière chance de salut , ne pourrait être dirigée que par de fréquentes levées d'appareil. Les écoulements fétides qui accompagnent les blessures gastro-intestinales obligent d'ailleurs, au point de vue de la propreté , au renouvellement des pansements.

Les plaies articulaires avec grande suppuration guérissent très-rarement à cause des désorganisations qui les entretiennent. Elles réclament tôt ou tard des moyens chirurgicaux extrêmes. Les pansements d'*attente*, que l'on opère alors, veulent être plus souvent changés. Si l'on espérait une guérison par ankylose , il y aurait indication contraire.

L'abondance du pus exige son enlèvement aux risques de complications graves dans les plaies de tête, où son accumulation provoquerait infailliblement des phénomènes mortels. Même à l'extérieur, entre le cuir chevelu et la calotte du crâne , les fusées purulentes déterminent des érysipèles dangereux par le voisinage des organes encéphaliques , à cause de la répercussion et de la délitescence ; de plus , elles dénudent les os et préparent leur ulcération , leur nécrose. En contact avec les cellules diploïques , le pus devient une cause prochaine de phlébite.

IV. *Plaies des os.*

La dénudation du périoste, son inflammation déclarée

---

[1] BRIOT, *Histoire des progrès de la chir. milit.*, p. 133 et suiv.

ou probable doivent faire redouter l'exposition de la plaie à l'air et à tous les agents irritants : Voyez comme les os en saillie dans la *conicité des moignons* s'exfolient rapidement !

Dans les caries qui ne reconnaissent pas pour point de départ un vice interne, c'est souvent un bon moyen que de découvrir d'abord la plaie pour y exciter le travail cicatriciel, par l'irritation et l'appel des fluides, avant de recourir aux topiques médicamenteux, au fer rouge, etc.

Les solutions complètes de la continuité des os, les fractures, se réparent par un procédé excessivement lent, et dont un repos absolu semble être la meilleure garantie.

Lorsque les fractures sont simples, c'est-à-dire quand la plaie n'intéresse que le tissu osseux, les appareils *inamovibles*, importés chez nous par LARREY, modifiés par MM. VELPEAU et SEUTIN, établissent la supériorité facile à préjuger des pansements rares : *Contact* et *Immobilité* des parties résument ici la participation de l'art au travail de la nature. Pour obtenir ces conditions dans certains cas très-rebelles, la main des chirurgiens s'est aidée d'intermédiaires grossiers et quelquefois brutaux, empruntés aux usages mécaniques de la vie; je citerai pour exemples le plâtre coulé de DIEFFENBACH ; les *griffes* appliquées par M. MALGAIGNE à la coaptation des fractures de rotule, et dont récemment nous avons vu M. RIGAUD se servir avec succès contre une brisure de l'olécrâne.

Dans les cas de complications, érosion, phlyctène, gangrène, destruction de la peau, présence d'esquilles, etc., le traitement porte sur d'autres bases, et les bandages à dix-huit chefs, celui de SCULTETT, dont on renouvelle à volonté telle ou telle fraction, méritent une juste préférence. On n'a pas toujours hésité, devant ces lésions concomitantes, à appliquer encore un pansement permanent : le succès couronnant l'audace, on a trouvé au lever de l'appareil la peau rétablie et les plaies cicatrisées ; quelquefois même, sous l'influence de la compression et d'une juxta-position intime, des esquilles se sont consolidées dans le cal principal.

Nous avons recueilli nous-même, *de visu*, deux exemples remarquables de fractures très-comminutives guéries, sans difformité et sans accident, par la méthode *inamovible*, et nous en avons remis les observations à M. H. LARREY, en 1858.

Quoi qu'il en soit, il n'est pas moins vrai qu'en dehors de leurs avantages incontestables, les bandages à demeure ont le tort, dans les fractures compliquées surtout, de dérober au chirurgien la vue de ce qui se passe sur le théâtre des désordres ; aussi a-t-on proposé de nombreux correctifs et perfectionnements à la méthode inamovible : on a pratiqué des ouvertures ou fenêtres à l'appareil, en regard des complications : M. BAUDENS emploie avec succès, depuis quinze ans, une boîte dont les pans sont percés de trous symétriques. L'extension et la contre-extension s'établissent aux extrémités du membre, par la paroi inférieure ; les parois latérales servent à diriger à volonté des lacs sur les points qui ont besoin d'être redressés. Toute la fracture demeure ainsi à nu pendant sa consolidation, aussi bien fixée et immobilisée que dans un appareil dextriné ; elle reste accessible en même temps aux investigations et aux soins de toutes sortes du chirurgien.

L'inamovibilité, si favorable à la soudure des parties, devient inopportune, lorsque, dans certaines circonstances, le travail de réunion procède avec trop de lenteur ou semble s'arrêter ; le frottement et l'agitation des fragments produisent alors une stimulation dont les pansements multipliés peuvent faire bénéficier la guérison.

V. *Hémorrhagies*.

L'écoulement du sang complique différemment les plaies, selon la manière dont il a lieu et la source qui l'entretient. L'hémorrhagie *en nappe* ou suintement capillaire est la moins grave, au début du moins, à cause des ressources nombreuses que l'on possède contre elle : application des styptiques et des topiques spongieux, réunion, compression, cautérisation, etc. La suspension du flux sanguin, provenant dans ces divers traitements, de l'occlusion des orifices et de la formation de caillots obturateurs, il importe de prolonger assez longtemps l'emploi des moyens indiqués, pour que leur action soit efficace et définitive. Aussi est-il de précepte de ne pas toucher pendant plusieurs jours aux appareils disposés dans ce double but.

Il ne faudrait pas, toutefois, exagérer la règle. Les poudres astringentes et les tamponnements, les escarres, inutiles bientôt comme hémostatiques et devenus corps étrangers, déterminent l'inflammation et la suppuration. J'en dirai autant de la compression, dont l'abus entraînerait l'œdème, l'endolorissement, l'engorgement phlycténoïde et l'atrophie des parties.

Le maintien de la compression sied, avant tout, aux plaies des vaisseaux dont on espère obtenir l'oblitération sans avoir recours à la ligature. Par elle, on s'est rendu maître de l'hémorrhagie de grosses veines et d'artères de moyen calibre ; cela est presque toujours aisé quand les vaisseaux avoisinent les surfaces osseuses qui servent alors de point d'appui aux pansements employés. On ne fait pas autrement à la suite de l'artériotomie temporale ; après la saignée malheureuse du pli du bras, on a pu encore de cette manière éviter la ligature.

En 1840, à l'hôpital militaire de Blidah (Algérie), nous avons arrêté, par la compression, une hémorrhagie de l'artère radiale, consécutive à un coup de feu, chez le nommé P***, chasseur de Vincennes. L'appareil n'avait été posé qu'à titre urgent, pour nous laisser le temps de vaquer à des pansements plus urgents ; quand nous eûmes le loisir de nous occuper de ce blessé, cinq jours après son entrée dans le service, l'absence de tout accident et le bon état des parties nous engagèrent à temporiser. Au bout de deux semaines, P*** fut dépansé ; nous trouvâmes la plaie vermeille et peu de suppuration. La cicatrisation était parfaite le vingt-huitième jour.

Voici un autre exemple plus concluant encore des ressources qu'on peut tirer de la compression et de la rareté des pansements, dans quelques cas fort embarrassants de plaies compliquées d'hémorrhagie avec sphacèle des parties environnantes.

Philippe S***, cocher à Strasbourg, atteint d'un panaris aggravé, faute de débridements nécessaires, fut pris de gangrène partielle de l'index et de la paume de la main gauche. Ces accidents dataient de trois jours déjà quand je fus appelé en consultation. Les phalanges du doigt malade étaient à nu ; la plaie sanieuse et turgescente ; le sang avait abondamment coulé ; on ne pouvait préciser exactement la source de l'hémorrhagie. Lier les deux artères de l'avant-bras pour intercepter totalement la circulation dans une main en partie sphacelée, ne me parut pas opportun. Je proposai de simplifier, de régulariser, de débrider, en un mot, la plaie par l'ablation du doigt malade, et de modérer plutôt que de suspendre le cours du sang, à l'aide de compresses graduées fixées sur le trajet de la radiale et de la cubitale. Cet avis fut adopté et immédiatement mis à exécution. La main pansée et modérément serrée reçut, sans interruption, des affusions d'eau froide. L'hémorrhagie semblait tout à fait arrêtée le jour suivant, quand, vers dix heures du soir, et sous l'influence d'efforts violents pour aller à la selle, le malade, qui avait eu l'imprudence de se lever et de ne point s'aider d'un lavement, sentit comme une explosion de sang, *loco dolenti*; en un clin d'œil l'appareil fut inondé.

J'arrivai quelques instants après et me retrouvai dans une alternative plus alarmante que la veille : lier les vaisseaux au-dessus d'une plaie gangreneuse, ou désarticuler le poignet. Comme il se faisait tard, et que d'autre part, en l'état de compromission de la main, je ne courais pas grand risque aux dangers relatifs d'une seconde tentative de constriction, je me décidai à renouveler celle-ci avec un surcroît d'intensité; je prescrivis la glace, le repos absolu, et la nécessité de m'appeler au premier indice alarmant.

Le lendemain matin, devant m'absenter pour plusieurs jours, je vis le malade de bonne heure; il était dans d'excellentes conditions. Deux de mes confrères se tinrent prêts à tout événement. Heureusement il n'en survint aucun; et, à mon retour, huit jours après, S*** ne courait plus de danger.

Sur le trajet de veines volumineuses, la compression permanente exige une certaine circonspection. M. GERDY [1]

---

[1] *Traité des bandages et appareils*, t. II, p. 601.

l'a vue provoquer une phlébite, des abcès viscéraux, et enfin la mort chez un jeune homme dont la saphène interne avait été ouverte à son entrée dans la crurale.

Dans les hémorrhagies artérielles, après la ligature, la réunion immédiate doit être tentée et le pansement rester intact en vue d'obtenir la cicatrisation de la plaie, moins la partie que traversent les fils; il est une circonstance dans laquelle on ne saurait ainsi abandonner l'appareil à lui-même, c'est lorsque l'écoulement artériel appartient à une vaste division des parties molles, et que l'on n'est pas bien sûr d'avoir lié tous les vaisseaux blessés. Il faut s'assurer, en effet, que l'hémorrhagie ne se reproduit pas entre les lèvres de la plaie et n'y forme pas un caillot qui isole les surfaces, qui empêche leur adhésion, enflamme les parties, et provoque, par sa fonte, une suppuration amassée. Le pansement, en présence de ces doutes, doit même être d'une nature *provisoire*, c'est-à-dire tel qu'il puisse être facilement enlevé au premier signal du retour du sang, s'il apparaissait.

VI. *Tétanos, gangrène, pourriture d'hôpital.*

Il est assez délicat de faire entrer les causes du tétanos dans l'appréciation du pansement des plaies, tant on a varié et on varie encore sur l'étiologie de cette grave maladie. Croit-on à l'influence d'un air chaud et humide à la fois, chargé d'électricité ou de miasmes méphitiques? On hésitera à laver les appareils et à découvrir les surfaces dénudées; mais, d'un autre côté, on a accusé la division incomplète et le pincement des filets nerveux. L'indication se reporterait alors vers les pansements renouvelés, pour remédier, s'il est possible, aux accidents présumés.

On s'est bien trouvé, et nous en avons nous-mêmes fait

l'essai, des applications narcotiques sur les plaies des tétaniques. C'est une raison encore de les panser plusieurs fois par jour, pour multiplier le contact des surfaces traumatiques avec les cataplasmes et les véhicules opiacés. D'après LARREY, l'irritation des blessures ne serait nullement dommageable aux tétaniques; il appert des faits importants publiés par lui[1], que des topiques chauds, stimulants, même des vésicatoires appliqués sur les bourgeons charnus, ont fait du bien en enflammant les tissus qui suppuraient, en y appelant un mouvement fluxionnaire intense, et en dérivant ainsi une part du travail morbifique de la moelle épinière. MICHAELIS[2] se montre partisan de cette excitation révulsive; son efficacité militerait puissamment en faveur des pansements fréquents. Ajoutons que, quand le tétanos se déclare chez les amputés, les spasmes du moignon déplacent incessamment les pièces d'appareil, et la nécessité de leur réapplication tranche alors la difficulté.

La gangrène et la pourriture d'hôpital, la fétidité du pus commandent le renouvellement des pansements; c'est le meilleur moyen de hâter la chute des escharres en activant l'inflammation éliminatrice. En même temps, on débarrassera les plaies de *detritus*, de liquides infectes nuisibles, susceptibles d'être facilement résorbés, et de corrompre par leurs émanations l'air que respirent les malades.

VII. *Plaies compliquées de corps étrangers. — Plaies d'armes à feu.*

Ne point lever les appareils des plaies qui contiennent de corps étrangers serait encourir les dangers d'une in-

[1] *Dict. de méd. et chir prat.*, t. XV, p. 303.
[2] *Med. prat. Biblioth.* Gœtting., t. I, p. 288.

flammation consécutive presqu'inévitable ; il est rationnel, d'ailleurs, de venir en aide aux efforts spontanés de l'économie pour rejeter de son sein les matières qui y ont été violemment introduites. Or, l'indication d'un débridement, d'une contre-ouverture, d'une manœuvre opératoire quelconque ne peut être bien saisie que par une surveillance immédiate et assidue.

Ces observations tracent nettement la marche à suivre dans les plaies d'armes à feu, accompagnées de lésions osseuses avec esquilles, ou bien lorsque des fragments de projectiles, de bourre, ou des morceaux de vêtements sont demeurés dans les parties.

Une expérience de plusieurs années aux ambulances et hôpitaux de l'Algérie a fortifié d'une manière inébranlable nos convictions théoriques touchant cette doctrine. Aussi, quand récemment l'Académie de médecine de Paris a retenti des propositions contradictoires de M. JOBERT sur la thérapeutique des fractures compliquées telle que l'ont établie nos devanciers et nos contemporains de la chirurgie militaire, nous avons voulu protester, pour notre modeste part, contre des prétentions que la juste réputation de leur auteur ne nous empêche pas de considérer comme exagérées et dangereuses [1].

Dans les cas plus simples, en l'absence de fractures ou de corps étrangers, le précepte n'est plus absolu ; loin de là ! Je sais qu'on a invoqué la nature essentiellement contuse des plaies par armes à feu, l'attrition des tissus, l'abondance de la suppuration, l'engorgement et souvent l'étranglement, etc. Ces attributs sans doute sont tous con-

---

[1] *Mémoire sur quelques points du traitement des plaies d'armes à feu*, présenté à l'Académie de médecine, le 4 février 1851 (Rapp., MM. BÉGIN et JOBERT).

traires aux chances de réunion immédiate, et ne permettent d'espérer qu'une cicatrisation secondaire. Mais,
quelque légitimes que soient ces motifs, *à priori*, il faut
bien avouer qu'ils n'ont pour eux ni la sanction pratique
des champs de bataille, ni l'assentiment des grandes au-
torités militaires. LARREY [1], dans sa clinique chirurgicale,
se prononce d'une manière péremptoire pour la rareté
des pansements. L'expérience de M. BAUDENS, en Afrique,
l'a conduit à énoncer la même règle ; nous lui devons,
entre autres exemples remarquables, le fait suivant : Une
arme, chargée de cinq balles, éclate avec des désordres
énormes dans la main d'un Arabe. Un *tébib* [2] applique le
premier pansement, et, au bout de vingt jours, on pré-
sente le patient à M. BAUDENS. L'inspection de la plaie
découvre de tels dégâts que l'on décide l'amputation, sans
pourtant en fixer le jour. Quarante-huit heures après, il
fallut opérer d'urgence, dit l'auteur, « car [3] la surface trau-
« matique trouvée si vermeille lors de la levée de l'appa-
« reil, bien que ce fût un véritable foyer d'infection,
« était devenue blafarde, violacée et très-douloureuse,...
« indubitablement par suite du contact de l'air,... l'irrita-
« tion gastro-intestinale s'était accrue d'une manière sen-
« sible. »

« En général, écrit M. HUTIN [4], on découvre trop sou-
« vent les plaies qui suppurent, dans la pratique civile
« surtout. On croit que la présence du pus dans les appa-
« reils est une chose à craindre, et tous les jours on les
« renouvelle ; c'est un grand vice qu'il appartient à la chi-

---

[1] *Cliniq.*, t. I, p. 56.
[2] Médecin indigène.
[3] *Mém. de chir. milit.*, t. XXXIX, p. 107 et suiv.
[4] *Ibid.*, t. XLIV, p. 167.

« rurgie militaire de détruire. J'ai dans mes salles beau-
« coup de blessés qui ne sont pansés que tous les trois ou
« quatre jours ; quelques - uns même ne le sont que tous
« les douze ou quinze jours, et ils s'en trouvent bien. »

L'observation empirique des peuples barbares leur avait,
avant nous, révélé les bienfaits de cette méthode générale
de traitement des plaies, et c'est même à eux que nous en
avons fait l'emprunt. Ainsi LARREY [1], suivant, de son propre
aveu, la pratique des Égyptiens et des Espagnols, emploie,
pour les plaies suppurantes, un appareil inamovible qui,
à moins de circonstances extraordinaires, reste en place
jusqu'à entière cicatrisation. On peut lire dans ses *Mémoires de chirurgie militaire* les beaux résultats qu'il
en a tirés. MM. SÉDILLOT [2], WARNIER [3], et nous-même [4]
avons rencontré, chez les tribus de l'Afrique, des pansements dont les couches extérieures étaient recouvertes de
planchettes de palmiers ou de roseaux pour assurer leur
solidité et qu'on ne renouvelait qu'à de très-longs inter-
valles.

En 1840, le général Duvivier, commandant supérieur
de Blidah, me pria de visiter un indigène atteint d'un coup
de feu à la cuisse gauche. L'os était fracturé en deux
endroits près du genou. L'accident remontait à plusieurs
semaines ; le pus fusait de tous côtés ; l'articulation tibio-
fémorale présentait une tuméfaction énorme. Je proposai
l'amputation qui fut repoussée. Un tébib enveloppa la
plaie d'étouppes trempées dans le miel et saupoudrées de

---

[1] *Dict. de méd.*, t. XXIII, article : *Pansements.*
[2] *Campagne de Constantine.* 1837.
[3] Thèses de Montpellier, 1839, n° 131. *Description de la
Djébira*, p. 27.
[4] *Mém. de chir. milit.*, t. LII. *Topographie de Blidah.*

henné. Le malade resta couché sur une mauvaise natte, dans une chambre humide et dans la puanteur infecte d'un pansement qu'on ne changeait qu'à toute extrémité. Au bout de quatre mois il était guéri avec ankylose et raccourcissement du membre.

Pour que les pansements distancés donnent dans le traitement des plaies d'armes à feu les avantages qu'on s'en promet, il faut, ou que l'inflammation et l'engorgement ne soient pas très-développés, ou bien qu'on ait réussi, au préalable, à en maîtriser, sinon à en conjurer le développement. Sous ce point de vue, la méthode des irrigations froides et des applications réfrigérantes se lie étroitement à la doctrine des pansements rares; on peut dire que la première assure le succès de la seconde.

Le séjour prolongé des appareils et probablement aussi une température élevée déterminent souvent l'éclosion de myriades de vers ou larves. Larrey[1] pense qu'on peut presque toujours négliger cette complication; nous trouvons le conseil trop absolu. M. Guyon[2] émet la même restriction.

VIII. *Ulcères.*

On lit dans Galien[3] le précepte que Paul d'Ægine a reproduit, de ne lever le pansement des ulcères que tous les trois jours, *tertio die solvendum.* A. Paré[4], rapportant la cure d'un ulcère chez le seigneur de Vaudeuil, dit, dans son style pittoresque et expressif, qu'il ne faut pas *déshabiller* ces sortes de plaies. Magati[5], frappé des suc-

---

[1] *Campagnes*, t. I, p. 310. — *Clinique*, t. I, p. 51.
[2] *Mém. de chir. milit.*, t. XLIV. *Campagne de Constantine.*
[3] *De comp. med. per genera*, lib. IV, cap. II.
[4] Lib. XIII, cap. II.
[5] Déjà cité.

cès dont il avait été témoin à Rome, exposa : que les ulcères simples se guérissaient d'eux-mêmes, et qu'il était
inutile de toucher aux appareils pour étendre des médica-
ments sur les surfaces dénudées. SENNERT[1], son réfutateur,
insiste sur les dangers du séjour du pus et de sa décomposition; une preuve, à ses yeux, de l'injuste influence
attribuée à l'action de l'air, c'est que les animaux sans
cesse exposés à son contact se guérissent fort bien. Il se
targue enfin des exceptions nombreuses qui, de l'aveu de
MAGATI lui-même, modifient la méthode opposée et la ré-
duisent aux cas les plus simples. LECAT[2], CHAMBON[3], AU-
BRAY[4] ont défendu, en termes plus ou moins victorieux,
la doctrine de MAGATI. AUBRAY convient toutefois du peu
de solidité de quelques principes invoqués : « Les compli-
« cations internes et locales, pense-t-il, ont dans tous les
« systèmes éludé les règles générales. »

En effet, il y a de grandes distinctions à établir entre
les plaies qui ne se cicatrisent pas et tendent à s'agran-
dir. Ici, un principe délétère imprègne l'économie et
l'empêche de réparer ses pertes; là c'est une ulcération
accidentelle qu'aucune cause interne n'explique et qui ré-
sulte de dispositions ou d'influences extérieures telles que :
négligence ou défaut de soins, excès d'irritation, manque
de tissu cellulaire, atonie des vaisseaux, débilitation lo-
cale ou générale quelconque, etc.; peut-être aussi : pansements intempestifs. HEISTER[5] entendait sans doute parler
de cet ulcère, quand il écrivait : « S'il continue à rendre
« de l'humidité, il faut y répandre des poudres dessicca-
« tives, appliquer par dessus de la charpie sèche et un em-

---

[1] T. III.

[2], [3] et [4] *Mém. et prix de l'Acad. de chir.*

[5] *Inst. de chir.*, p. 363, trad. PAUL.

« plâtre pour maintenir ces choses en place jusqu'à ce qu'il
« soit parfaitement cicatrisé. »

Varices. C'est un point de pratique incontesté que les
ulcères variqueux demandent à ne pas être pansés fréquemment. La soustraction à l'air, le repos, une compression
modérée sont les meilleurs éléments de leur cicatrisation,
et différents modes de traitement local ont été imaginés
pour reproduire ces conditions.

Dans l'un, c'est une plaque de plomb que M. RÉVEILLÉ-
PARISE [1] veut qu'on appose sur la surface suppurante pour
l'y laisser à demeure pendant plusieurs semaines; dans
un autre, connu sous le nom de *méthode de* BAYNTON, et
décrit par S. COOPER, on recouvre la plaie de bandelettes
de diachylon étroites et imbriquées, qu'on renouvelle, par
portions, tous les trois, quatre ou six jours, selon qu'elles
ont été contaminées, etc.; toujours pansements rares.

Syphilis. Nous sommes de ceux qui admettent un virus
syphilitique, lequel, s'il n'infecte pas du premier coup
l'économie entière, imprime du moins, dans le plus grand
nombre des cas, une manière d'être particulière aux phénomènes locaux des lésions vénériennes. Eh bien ! lorsque
des ulcérations présumées syphilitiques revêtent le cachet dit
Huntérien, nous adoptons et nous recommandons les pansements répétés, pour deux causes : La première, c'est que
l'infection neutralise ici tous les avantages des pansements
rares. En second lieu, si tant est que le mal soit d'abord
local et ne devienne profond que consécutivement, comme
on a prétendu l'établir, l'accumulation du pus à la surface du chancre ne peut qu'augmenter les chances de résorption et favoriser l'infection.

---

[1] *Dict. de chir.,* t. II, p. 549.

Dans la cure rationnelle des plaies syphilitiques, telle que nous la concevons, la série des symptômes et des indications correspond à deux phases bien distinctes, une de *détersion*, l'autre de *réparation*. Tant que dure la première, renouvelez souvent les appareils sur une surface grisâtre, coupée à pic, à bourgeons vasculaires flasques, et *morts - nés*, pour ainsi dire ; que si, au contraire, la plaie devenue vermeille s'hérisse de granulations saillantes, si ses bords s'affaissent et semblent progresser vers le centre, évitez alors le contact de l'air, les frottements, tous les inconvénients enfin qui se rattachent aux manipulations inutiles des lésions simples en voie de cicatrisation.

M. RICORD [1] professe aussi que pour les ulcères primitifs il faut changer souvent les pansements. Il ne doit y avoir d'exception que pour le chancre induré. Il suppure peu d'ordinaire, à moins qu'il ne soit compliqué de gangrène ou de phagédénisme. On doit bien veiller, en maniant ces plaies, à ne pas les faire saigner et à ne pas décoller la peau, car la solution de petits vaisseaux ouvrirait dangereusement de nouvelles bouches à l'absorption.

Cancer. Le siége, les symptômes, la sécrétion si variables des solutions de continuité réputées cancéreuses, ne permettent guère de fixer le mode de pansement qui leur sied de préférence. Les travaux de M. RÉCAMIER [2] sur l'efficacité de la compression doivent encourager l'essai des appareils permanents. Bien avant lui, BERNARD DE GORDON [3] les avait indiqués contre les tumeurs indolentes et scrofuleuses, et AVICENNE avait observé l'action résolutive

[1] *Cliniq. de l'hôp. du Midi. Gaz. des hôp.*, décembre 1848.
[2] *Traitement du cancer par la compression.* Paris 1829.
[3] Particula I, cap. XIX, tab. XI, p. 84 (1305).

de la compression en thèse générale. Dans plusieurs cas
de fonte ulcéreuse des testicules indurés avec soupçon de
tubercules ou de cachexie squirrheuse, nous nous sommes
bien trouvé de pansements légèrement serrés et levés tous
les trois ou quatre jours ; la suppuration était moindre
et les bourgeons avaient pris un aspect meilleur.

IX. *Plaies qui résultent des amputations.*

« Le premier pansement après les amputations, dit
« M. Velpeau[1], ne doit avoir lieu, dans les cas ordinaires,
« qu'au bout de soixante-douze heures, de quatre jours,
« et quelquefois même de cinq ou six, comme le voulaient
« Magati et Monro. »

M. Gerdy[2] blâme le chirurgien « qui se hâte de panser
« les vastes plaies consécutives aux amputations des
« membres dès le troisième ou quatrième jour, et, à plus
« forte raison, dès le second. Le premier appareil n'est à
« renouveler que quand la suppuration a détaché entière-
« ment ou presque entièrement les premières pièces de la
« surface malade, ... à moins qu'un accident ne réclame
« impérieusement le contraire... ; et si, après avoir enlevé
« les bandes salies par le pus, vous trouvez, dit - il, les
« compresses et la charpie trop adhérentes, ne vous obstinez
« pas à les séparer. Remplacez la bande sale par une bande
« propre ;... faites enfin, selon le besoin, un quart ou une
« moitié de pansement. »

Larrey[3], qui s'est prononcé une fois pour toutes en faveur des pansements rares, cite des amputés guéris
sans changer d'appareil, et qui ne l'ont quitté qu'après la

---

[1] *Méd. op.*, t. II, p. 375.
[2] *Traité des bandages*, t. II, p. 630.
[3] *Cliniq. chir.*, t. I, p. 56.

cicatrisation entière du moignon. Un chef de bataillon, amputé de l'épaule, s'est rendu du champ de bataille de la Moskowa en France, sans avoir été pansé une seule fois. Le général Janin, blessé à Elsberg (Prusse), *assura* le succès d'une résection du maxillaire inférieur, en respectant son bandage jusqu'à son arrivée à Paris.

M. Bégin [1] veut, qu'en l'absence d'accident, on ne touche à l'appareil que huit ou dix jours après l'opération et encore seulement à ses couches extérieures. Les pansements consécutifs doivent, selon lui, être retardés autant que possible. « Depuis plusieurs années, ajoute-t-il, je ne panse « plus les amputés que tous les trois, quatre ou six jours, « et souvent davantage. J'en ai conduit plusieurs à une « guérison complète avec trois et même seulement deux « pansements. »

M. Baudens rapporte, dans sa *Clinique des plaies d'armes à feu*, les observations de dix amputations et résections.

Cinq fois l'appareil n'a été levé qu'au huitième jour;
Deux fois au cinquième;
Une fois au quatrième;
Une fois au dixième (désarticulation huméro-cubitale).
La moyenne du traitement a été de dix-huit jours.

Les chirurgiens anglais accusent depuis longtemps notre mode de pansement de la grande mortalité qui frappe nos opérés. Lors d'une visite que je fis aux hôpitaux de Londres, en 1848, l'honorable M. Lawrence appela mon attention sur la simplicité de quelques appareils appliqués dans les salles de *St. Bartholomew's Hospital*.

Dans ces dernières années, M. Sédillot s'est constitué

---

[1] *Méd. op.*, t. II, p. 961.

le promoteur d'une réforme radicale des pansements consécutifs chez les amputés ; et, pour faire prévaloir leur *inutilité absolue*, il a généralisé un procédé opératoire adapté déjà par M. BAUDENS à plusieurs amputations et désarticulations. Il s'agit de ménager, dans tous les cas, un lambeau antérieur retombant sur la plaie par son propre poids ; on le protège contre les extrémités osseuses par l'interposition d'un linge cératé, et deux points de suture suffisent à le fixer.

Nous avons assisté à l'expérimentation de ces données par l'auteur lui-même, et nous en avons fait aussi l'essai sur plusieurs de nos opérés. Ses avantages nous paraissent incontestables sous bon nombre de rapports. Les résultats l'attestent, puisque vingt-deux opérations, pratiquées en 1848, 1849 et 1850, ont donné à M. SÉDILLOT vingt réussites.

De nouveaux chiffres, obtenus sur d'autres théâtres, pourront seuls, en confirmant ces encourageants présages, consacrer définitivement la pratique préconisée par le savant chirurgien de Strasbourg. Aura-t-elle sur la mortalité affligeante des amputés toute l'influence qu'il s'en promet ? Il faudrait, pour répondre affirmativement, pouvoir pressentir les effets de la méthode dans les grands établissements de Paris, où M. MALGAIGNE a patiemment colligé les matériaux de son douloureux nécrologe.

Certes, le mode de déligation doit avoir une part importante dans les complications si généralement funestes aux grandes opérations. Mais la question est des plus complexes ; indépendamment du milieu et des conditions générales dans lesquelles on exerce, il y a encore la gravité relative des mutilations en elles-mêmes, etc. Sur 15 amputations, 8 de bras, 2 d'avant-bras, 5 de jambe, pratiquées en Algérie, en 1840 et 1841, dans des circonstances difficiles d'encombrement et d'urgence, nous n'avons perdu que deux malades ; l'un succomba à une fièvre pernicieuse, l'autre à une gangrène du moignon , suite d'une méprise fatale dans le choix du topique destiné au pansement. Nous ne pûmes sauver un seul de nos 7 amputés de cuisse ; 4 périrent du tétanos, 3 de suppuration et d'épuisement. Quelques années avant nous, M. POINTIS, à Bougie, plus heureux encore que M. SÉDILLOT, à Strasbourg, guérissait les 20 blessés qu'il avait amputés, et sans doute pansés comme tout le monde pansait alors.

Je ne suis pas bien convaincu de l'innocuité réelle de la suppuration provoquée au centre de la plaie par l'inter-position d'une pièce de linge. J'y ai vu quelquefois une cause de vive douleur. N'aurait-elle pas contribué aussi à certaines ostéites qui ont entraîné des éliminations labo-rieuses? S'il semble indifférent d'exposer des plaies au con-tact de l'air dans un hôpital bien situé et bien tenu, pour-rait-on compter partout, en campagne, par exemple, sur la même immunité? Le transport d'opérés aussi légèrement pansés se ferait - il avec une sécurité égale pour les moi-gnons?

Quoi qu'il en soit, les tentatives de M. SÉDILLOT devront enhardir les praticiens dans la voie qu'il a heureusement ouverte et vers laquelle il a été rationnellement entraîné par les idées qui lui sont propres sur la *phlébite* et l'*in-fection purulente*. Elles achèveront de discréditer ces lourds appareils qui fatiguent et irritent les membres, par leur poids, par la chaleur qu'ils accumulent, par le pus qu'ils retiennent et dont ils hâtent la décomposition, toutes circonstances dont nous avons étudié plus haut les désastreux résultats sur la cicatrisation en général.

CONCLUSIONS.

I.

Les inconvénients des pansements rapprochés sont : de maintenir les parties affectées dans un état continuel d'irritation, de déchirer la surface et les bords de la plaie, et de contrarier ainsi la formation de la cicatrice; ils épuisent les malades en activant la suppuration et en ébranlant le système nerveux. Leurs avantages répondent à une plus grande propreté des plaies, à la soustraction des sécrétions viciées ou en excès, à une certaine excitation des surfaces indolentes et à une surveillance plus directe des lésions douteuses ou compliquées de corps étrangers.

II.

Les inconvénients et les avantages des pansements rares se déduisent naturellement par les contraires des considérations précédentes.

III.

Les avantages et les inconvénients des uns et des autres n'ont rien d'absolu.

IV.

Quand une surabondance de pus fait craindre la résorption, ou quand la chaleur atmosphérique hâtant la décomposition, rend le maintien de l'appareil promptement désagréable par l'odeur qui s'en exhale, si la plaie enfin reste stationnaire, les pansements fréquents font cesser ces mauvaises influences et leur en substituent de salutaires.

V.

Les pansements rares conviennent aux plaies simples toutes les fois que l'on peut espérer la réunion immédiate, aux plaies qui suppurent peu, à celles dont la consolidation demande surtout du repos et une légère compression, aux fractures, aux ulcères variqueux, aux hémorrhagies.

VI.

Les pansements fréquents sont indiqués : dans les solutions compliquées de corps étrangers non extraits; dans les ulcères entretenus par un vice interne, tant que cette cause persiste; dans les suppurations de mauvaise nature; dans les fractures rebelles à la consolidation; dans la gangrène humide, etc.

VII.

Les plaies d'armes à feu s'accommodent généralement bien des pansements éloignés.

VIII.

Après les amputations, les pansements, ramenés à une simplicité suffisante, doivent être le plus distancés possible.

IX.

Ne pas changer fréquemment les appareils, ce n'est point renoncer à les surveiller. L'exacte connaissance de ce qui passe à leur surface, peut seule régler la cure rationnelle des plaies.

X.

Un pansement doit être renouvelé toutes les fois que la propreté l'exige.

XI.

Il suffit qu'un pansement soit inutile pour qu'on s'en abstienne; on ne doit jamais panser *par complaisance.*

XII.

La douleur, la quantité et la qualité du pus, les changements survenus, l'intensité de leur influence, les complications internes ou locales guideront mieux le praticien, en face de la lésion, que des préceptes, impossibles d'ailleurs à formuler d'avance, pour toutes les éventualités.

XIII.

Dans l'appréciation de ce qui sied à chaque lésion en particulier, l'homme de l'art ne perdra jamais de vue que son rôle, *naturæ minister,* est de prêter secours à la nature toutes les fois qu'elle en manifeste le besoin, comme aussi de ne pas la déranger dans son travail par un zèle inconsidéré. *Prodesse et non nocere.* (HIPP.) « Les principes généraux des pansements, dit M. GERDY, « ont beaucoup d'analogie avec les principes généraux « des opérations; et ce qui fait le bon chirurgien, dans « un cas, le fait aussi dans l'autre. »

FIN.

TABLE DES MATIÈRES.

FIN DE LA TABLE.